AF591164

FORMULAIRE

DES HOPITAUX DE NANTES.

Te 150 23

FORMULAIRE

DES

HOPITAUX DE NANTES,

RÉDIGÉ

Par le Conseil de Santé des Hospices.

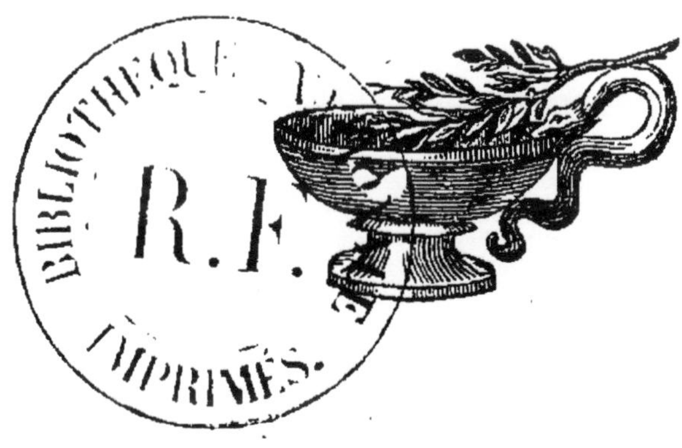

NANTES,
IMPRIMERIE DE VINCENT FOREST,
PLACE DU COMMERCE, N° 1.

—

1851.

PRÊFACE.

Ce Formulaire a été composé par les médecins des Hospices de Nantes, sur l'invitation de la Commission Administrative de ces établissements.

Dans la composition d'un Formulaire d'hôpital, on doit avoir pour but de concilier la simplicité nécessaire au bien et à la rapidité du service et l'économie commandée par la nature même des ressources de tout établissement de charité avec l'intérêt du malade, qu'on ne saurait, sous quelque prétexte que ce fût, priver d'aucune des ressources de la Thérapeutique. Un recueil de formules bien choisies plutôt que nombreuses, et cependant suffisamment variées pour répondre à la presque totalité des indications qui peuvent se présenter, nous a semblé propre à remplir ce but. En effet, l'adoption d'un pareil recueil, en donnant plus d'uniformité aux prescriptions de divers médecins des Hospices, rendra leu exécution par le pharmacien plus facile e plus rapide. De plus, chacun de ces médi caments pouvant être désigné par un nom cela évitera au médecin la peine de formuler, d'où résulteront à la fois une économie de temp pour lui, une plus grande netteté du cahier d visite et la diminution des chances d'erreur.

Nous n'avons pas besoin de nous arrête ici à démontrer qu'une économie réelle sera l'effet nécessaire d'une pareille mesure : chacun le comprendra sans difficulté.

Mais, nous l'avons dit en commençant, l'intérêt du malade ne peut jamais être sacrifié aux vues de simplification et d'économie; aussi n'entendons-nous point que le médecin doive se renfermer rigoureusement dans le cercle que nous traçons; la responsabilité qu'il assume en se chargeant de la santé et de la vie de ses semblables lui confère un droit imprescriptible, qui n'a de limites que celles du possible. Ainsi donc, notre Formulaire ne lui ôte en rien la faculté de varier à l'infini ses moyens d'action, pas plus que celle de faire profiter les malades des Hospices des nouvelles conquêtes de la Thérapeutique. Il est néanmoins évident que le médecin n'usera qu'exceptionnellement de ce pouvoir discrétionnaire, et qu'il sentira l'utilité pour lui-même de se renfermer, quant aux moyens d'un usage journalier, dans les limites du Formulaire officiellement adopté.

Les principes ci-dessus énoncés ont été constamment observés dans le choix des formules; aussi espérons-nous avoir atteint le but d'utilité que nous nous sommes proposé. Pour ne pas surcharger inutilement notre recueil, nous avons d'abord écarté tous les médicaments simples, ainsi que toutes les formules magistrales ou officinales parfaitement définies et connues et qui n'admettent aucune équivoque, renvoyant, pour les premières, aux traités de matière médicale et, pour les autres, au codex et autres formulaires généraux. On ne rencontrera dans tout le Formulaire qu'une ou deux exceptions à cette règle, en faveur de médicaments très-usuels, comme la Pommade à l'Iodure de potassium.

Nous avons dû, au contraire, accorder une place importante aux médicaments d'un usage journalier dans tout service d'Hôpital, tels que les bouillons, tisanes, potions, pilules, etc. Nous nous sommes attachés à faire entrer dans chacune de ces catégories une ou plusieurs formules répondant à chacune des indications possibles.

Dans la composition des tisanes, nous avons la conscience d'avoir réalisé des améliorations importantes, tantôt en supprimant certaines choses qui nous semblaient superflues, tantôt en modifiant certaines formules de manière à faire des boissons agréables pour les malades. La commission chargée de préparer le travail, pendant tout le temps qu'elle s'est occupée de la composition des formules, s'étant constamment réunie à la pharmacie de l'Hôtel-Dieu, a pu s'assurer, par la vue et la dégustation, de la valeur des médicaments formulés.

La préparation des Sirops fixée par le codex et les pharmacopées n'a pas dû nous occuper; nous n'avons en conséquence admis dans notre Formulaire que deux sirops composés : l'un vermifuge et l'autre dépuratif. Nous en dirons autant des bières et des vins, ce qui fera comprendre pourquoi nous ne donnons ici qu'une formule de bière économique et une de vin fébrifuge. Les collutoires et les gargarismes ont été placés dans deux chapitres distincts; parce que les premiers diffèrent des seconds, soit par une plus grande consistance, soit par une plus grande concentration des principes actifs ; parce qu'en outre ils ne s'emploient pas de la même manière et doivent être appliqués avec une éponge ou un pinceau.

Certains médicaments importants, bien connus d'ailleurs, mais qui ont été formulés de différentes manières, n'auraient pu, à cause de cette circonstance, être omis sans inconvénient. C'est pour cela qu'on trouvera la formule proposée par M. Rayer pour remplacer la tisane de Feltz, la pommade d'Autenrieth, le lavement purgatif des peintres, etc.

Nous ferons remarquer que dans le chapitre des pommades nous n'avons donné sous le titre d'Anti-Herpétiques qu'un très-petit nombre de formules. Un Formulaire approprié aux maladies de la peau formerait à lui seul un volume assez considérable; il ne pouvait donc entrer dans notre plan qu'une petite partie des recettes destinées au traitement des maladies cutanées, celles, par exemple, qui sont d'un usage plus ordinaire et plus fréquent, les autres devant varier à l'infini suivant les cas et les intentions du médecin.

Un mot sur notre classification. Nous avons adopté pour base de nos divisions principales la forme des médicaments, et nos subdivisions sont fondées sur la diversité des indications. Sans doute cet ordre n'est pas le plus savant; mais nous avons eu moins en vue de faire une classification rigoureusement scientifique ou un mémorial thérapeutique qu'un recueil commode pour l'usage.

Pour arriver plus facilement à l'accomplissement de notre tâche, nous avons cherché à nous éclairer de l'expérience des autres, en consultant des Formulaires composés pour des établissements placés dans des conditions analogues à celles où se trouvent les Hospices de Nantes; une demande dans ce sens a été adressée aux villes de Lyon, Strasbourg, Montpellier, Bordeaux, Toulouse, Toulon,

Brest, Rochefort, Rouen et Bruxelles. Les trois dernières villes n'ont pas répondu; parmi les autres, Lyon et Strasbourg sont les seules dont les hôpitaux possèdent des Formulaires; mais ni l'un ni l'autre de ces Formulaires ne nous semblent conçus en vue des idées pratiques qui nous ont servi de guide. D'abord tous deux traitent des médicaments simples et des préparations officinales et magistrales, dont la composition est parfaitement fixée et connue de tout le monde. Celui de Strasbourg est écrit en latin, ce qui en rend l'usage plus difficile; il est de plus classé par ordre alphabétique, disposition peu pratique. Le Formulaire des hôpitaux de Lyon, plus étendu et mieux conçu que celui de Strasbourg, consacre dans sa préface les mêmes principes que nous avons posés en commençant; mais il s'en éloigne trop dans l'exécution pour que nous ayons pu le prendre pour guide.

FORMULAIRE

DES HOPITAUX DE NANTES.

MÉDICAMENTS

POUR L'USAGE INTERNE.

FORME LIQUIDE.

BOUILLONS.

Bouillon de Veau.

Pr.	Jarret ou rouëlle de veau..	500 gram.
	Carottes et navets........	q. s.

Faites bouillir jusqu'à cuisson dans suffisante quantité d'eau, pour obtenir..... 2 litres.
Ajoutez sel .... q. s.

Bouillon Pectoral.

Pr. Rouëlle de veau.......... 500 gram.
Limaçons de vigne blanchis N° 12.
Amandes douces mondées. N° 20.
Capsules de pavôts....... N° 2.
Oignon................. N° 1.

Faites bouillir jusqu'à cuisson dans eau quantité suffisante pour obtenir.. 2 litres.

Passez et ajoutez, par chaque litre, Sirop de sucre........... 30 gram.

Bouillon de Limaçons.

Pr. Limaçons de vigne blanchis N° 30.

Faites bouillir dans suffisante quantité d'eau pour obtenir .... 2 litres.

Infusez sur Capillaire de Montpellier......................... 15 gram.

Passez et ajoutez, par litre, Sirop de sucre...................... 60 gram.

Bouillon de Limaçons lacté.

Pr. Bouillon de Limaçons..... 3 parties.
Lait.................. 1 partie.

Bouillon aux herbes.

Pr.	Oseille..................	2 poignées
	Bette.............	aa. 1 poignée.
	Chicorée sauvage, ou pissenlit.........	
	Laitue...................	N° 1.
	Beurre..................	30 gram.
	Sel......................	q. s.

Faites bouillir dans eau quantité suffisante pour obtenir.................. 4 litres.

TISANES.

Tisanes Émollientes et Rafraîchissantes.

Tisane d'Orge et de Chiendent.

Pr.	Réglisse effilée...........	1,000 gr.
	Chiendent...............	1,500 gr.

Orge commune.......... 500 gr.

Faites bouillir l'orge et le chiendent dans suffisante quantité d'eau pour obtenir 288 litres.

Ajoutez la réglisse à la fin.

Tisane d'Althéa.

Pr. Racine d'althéa.......... 15 gram.

Faites bouillir dans suffisante quantité d'eau pour obtenir.................. 1 litre.

Et ajoutez Sirop de sucre...... 30 gram.

Tisane de Gomme.

Pr. Gomme................. 8 gram.

Faites fondre dans eau........ 1 litre.

Ajoutez Sirop de sucre....... 30 gram.

Tisane Amylacée.

Pr. Fécule de Pommes de Terre
ou Amidon............ 2 gram.

Faites bouillir dans eau quantité suffisante pour obtenir .... 1 litre.

Et ajoutez Sirop de sucre..... 30 gram.

Tisane de Graine de Lin.

Pr. Graine de Lin mondée.... 15 gram.

Faites bouillir dans eau quantité suffisante pour obtenir.................. 1 litre.

Et ajoutez Sirop de sucre..... 30 gram.

Tisane de Riz.

Pr. Riz mondé et lavé........ 10 gram.

Faites bouillir dans eau quantité suffisante pour obtenir.................. 1 litre.

Passez et ajoutez Sirop de sucre 30 gram.

Tisane de Riz et Pavots.

Ajoutez à la décoction de Riz Capsules de Pavots. .... 8 gram.

Tisane Albumineuse.

Pr. Blancs d'œufs............ N° 6.

Eau froide............... 1 litre.

Passez et ajoutez Eau de fleurs d'Oranger................. 10 gram.

Sirop de sucre............ 45 gram.

Limonade Acétique.

Pr.	Eau....................	1 litre.
	Vinaigre................	20 gram.
	Sirop de sucre...........	45 gram.

Limonade Tartrique.

Pr.	Eau froide...............	1 litre.
	Acide Tartrique..........	1 gr. 50 c.
	Sirop de sucre...........	30 gram.

Limonade Sulfurique.

Pr.	Eau....................	1 litre.
	Acide Sulfurique, affaibli aux 3/4,.................	4 gram.
	Sirop de sucre...........	45 gram.

Applicable, principalement, aux affections saturnines et cutanées.

On préparera de la même manière les limonades *Nitrique* et *Chlorhydrique*, en se servant des acides étendus aux trois quarts avec l'eau distillée.

Tisanes Pectorales.

Tisane Pectorale Sucrée.

Pr. Espèces pectorales (1)..... 10 gram.
Faites infuser dans eau bouillante........................ 1 litre.
Passez et ajoutez Sirop de sucre 30 gram.

Tisane Pectorale Miellée.

Remplacez, dans la formule précédente, le Sirop par le Miel.

Toutes les autres infusions *Pectorales* et *Béchiques*, simples ou composées, sont préparées avec les mêmes proportions de plantes, de véhicule et de Sirop (Bourrache, Capillaire, Lierre-Terrestre, Hysope, etc.)

---

(1) *Espèces Pectorales :*

Pr. Sommités de Véronique .... }
Fleurs de Guimauve.................... } aa. 2 parties.
— Mauve...................... }
— Coquelicots..................... 1 partie.

Mêlez.

Tisane de Lichen amère.

Pr. Lichen d'Islande......... 30 gram.

Faites macérer, pendant une demi heure, dans eau froide................. quant. suf.

Retirez et faites bouillir, jusqu'à cuisson, dans eau quant. suf. pour obtenir 1 litre.

Passez et ajoutez Sirop de sucre 90 gram.

Tisane de Lichen.

Pr. Lichen d'Islande......... 4 gram.

Lavez à froid, puis faites bouillir pendant cinq minutes dans eau.......... quant. suf.

Jetez l'eau et faites bouillir de nouveau dans eau quant. suf. pour obtenir.... 1 litre.

Passez et ajoutez Sirop de sucre 45 gram.

En ajoutant un quart de lait, on a le Lichen lacté.

Tisanes Toniques et stimulantes.

Tisane Amère.

Pr. Racine de Gentiane....... 5 gram.

Sommités de petite Centaurée.............. 5 gram.

Faites bouillir dans eau quantité suffisante pour obtenir.................. 1 litre.

Passez et ajoutez Sirop de sucre 45 gram.

On préparera les autres tisanes toniques, telles que celles de *Quinquina*, *Quassia-Amara*, *Colombo*, etc., avec 10 grammes de substance active par litre.

Tisane Stimulante.

Pr. Espèces Aromatiques (1)... 10 gram.

Faites infuser dans eau bouillante....................... 1 litre.

Passez et ajoutez, Sirop de sucre 45 gram.

On préparera, avec les mêmes proportions, les infusions de ***Mélisse***, *Camomille*, ***Marrube-Blanc***, ***Tilleul***, ***Feuilles-d'Oranger***, *Armoise*, etc.

---

(1) *Espèces Aromatiques.*

Pr. Fleurs et sommités d'Hysope...........			aa. part. ég.
—	—	de Menthe-Poivrée...	
—	—	de Sauge...........	
—	—	de Serpolet.........	

Tisane Carminative.

Pr. Espèces carminatives ([1])... 4 gram.
Faites infuser dans eau bouillante........................ 1 litre.
Passez et ajoutez Sirop de sucre 45 gram.

Tisane Astringente.

Pr. Espèces Astringentes ([2]).... 8 gram.
Faites bouillir pendant un quart d'heure dans eau quant. suf. pour obtenir..... 1 litre.
Passez et ajoutez Sirop de sucre 45 gram.

---

(1) *Espèces Carminatives.*

Pr. Semences d'Anis...................... }
— de Coriandre................. } aa. 2 parties.
— de Fenouil.... .... }
— d'Angélique........................ 1 partie.

(2) *Espèces Astringentes.*

Pr. Racine de Ratanhia............... .... }
Ecorce de Grenade.................... } aa. 2 parties.
Roses de Provins.. .... 1 partie
Mêlez.

Tisanes Emeto-Cathartiques.

Petit-Lait Émétisé.

Pr.	Serum....................	1 litre.
	Tartre stibié.............	5 centigr.

Eau Emétisée.

Pr.	Tartre stibié.............	10 centigr.
	Eau......................	800 gram.

Eau de Sedlitz Emétisée.

Pr.	Eau......................	1 litre.
	Sulfate de Soude.........	30 gram.
	Tartre stibié.............	10 centigr.

Tisanes Purgatives.

Tisane de Tamarins.

Pr.	Tamarins................	30 gram.

Faites bouillir dans eau quantité suffisante pour obtenir.................... 1 litre.
Passez et ajoutez, Sirop de Sucre 30 gram.

Tisane de Manne et de Tamarins.

Ajoutez à la précédente, par chaque litre, Manne en sorte.................. 60 gram.
Supprimez le Sirop.

Tisane Purgative.

Pr. Pruneaux purgatifs........ 60 gram.
Séné (feuilles ou follicules). 8 gram.
Miel commun............ 30 gram.
Faites bouillir dans eau quantité suffisant pour obtenir .... 1 litre.
Passez.

Apozème Purgatif.

Pr. Bouillon aux Herbes...... 1 litre.
Sulfate de Soude......... 15 gram.

Tisanes Apéritives.

Tisane Apéritive et Diurétique.

Pr. Espèces Apéritives (1)..... 15 gram.
Faites infuser dans eau bouillante.......................... 1 litre.
Passez et ajoutez Sirop de sucre 45 gram.

Tisane de Chiendent Nitrée.

Pr. Tisane commune.......... 1 litre.
Azotate de Potasse........ 1 gram.

Tisanes Sudorifiques.

Tisane Sudorifique.

Pr. Salsepareille.............. 15 gram.

---

(1) *Espèces Apéritives.*

Pr. Racines sèches d'Ache................		aa. part. ég.
— d'Asperges............		
— de Fenouil.............		
— de Persil...............		
— de Petit-Houx..........		

Squine................... 15 gram.

Faites bouillir dans eau quantité suffisante pour obtenir .... 1 litre.

Versez la décoction bouillante sur

Rapure de Gayac........ } aa. 8 gram.
Sassafras coupé......... }

Anis vert .... 4 gram.

Laissez infuser et passez.

Tisanes Fébrifuges.

Macéré de Quinquina.

Pr. Quinquina jaune en poudre grossière.............. 60 gram.

Faites macérer par déplacement pour obteni un litre de liquide.

Tisanes Vermifuges.

Tisane de Mousse de Corse.

Pr. Mousse de Corse......... 30 gram.

Eau bouillante............ 1 litre.

Faites infuser et ajoutez Sirop de sucre.................. 60 gram.

Tisane de Fougère-Mâle.

Pr. Rhizômes de Fougère-Mâle coupés.............. 30 gram.

Faites bouillir dans eau quantité suffisante pour obtenir.................. 1 litre.

Passez et ajoutez Sirop de sucre 60 gram.

Tisane contre le Tœnia.

Pr. Ecorce sèche de racine de Grenadier............. 125 gram.

Faites bouillir dans un litre et demi d'eau, jusqu'à réduction d'un tiers, et passez.

Trois verres par jour.

Tisanes Antiherpétiques ou dépuratives.

Nous renfermons sous ce chef les décoctions imples de *Saponaire*, *Douce-Amère*, *Scabieuse*, *Bardane*, qui seront préparées avec 30 grammes de la plante pour 1 litre de tisane, et édulcorées avec 30 grammes de Sirop par litre.

Tisane Anti-Herpétique Composée.

Pr. Feuilles de Saponaire. } aa. 10 gram.
— Scabieuse.
Tiges de Douce-Amère

Faites bouillir dans eau quantité suffisante pour obtenir.................. 1 litre.

Passez et ajoutez Sirop de sucre 30 gram.

Infusion de Fleurs de Pensées Sauvages.

Pr. Fleurs de Pensées Sauvages 10 gram.

Faites infuser dans eau bouillante......................... 1 litre.

Passez et ajoutez Sirop de Sucre 30 gram.

Tisanes Antisyphilitiques.

Tisane de Feltz.

(Réformée d'après les indications de M. Rayer.)

Pr. Tisane Sudorifique....... 2 litres.

Arseniate de Soude....... 12 milligr. [et 1/2.

Tisanes Antiscorbutiques.

Tisane Anti-Scorbutique.

Pr. Tisane amère édulcorée... 1 litre.
Alcool de Cochlearia.......... 15 gram.

Tisanes Antiscrofuleuses.

Tisane Anti-Scrofuleuse.

Pr. Racine de Garance....... 10 gram.
Fleurs de Houblon .... 5 gram.
Faites infuser dans eau bouillante........................ 1 litre.
Passez et ajoutez Sirop de Quinquina.................... 200 gram.

Tisane de Feuilles de Noyer.

Pr. Feuilles sèches de Noyer.. 10 gram.

Faites infuser dans eau bouillante.......................... 1 litre.
Passez et ajoutez Sirop de Sucre 45 gram.

Tisanes Anticatarrhales,

(Applicables à tous les flux muqueux.)

Tisane de Bourgeons de Sapin.

Pr. Bourgeons de Sapin...... 15 gram.
Faites infuser dans eau bouillante.......................... 1 litre.
Passez et ajoutez Sirop de sucre 45 gram.

Tisane d'Aunée.

Pr. Racine d'Aunée........... 15 gram.
Faites bouillir dans eau quantité suffisante pour obtenir...................... 1 litre.
Passez et ajoutez Sirop de sucre 45 gram.

Eau de Goudron.

Pr. Goudron.................. 30 gram.
Eau tiède................ quant. suf.

Lavez le Goudron, jetez l'eau et ajoutez eau froide .... 1 litre.

Laissez macérer à froid en agitant le vase de temps en temps.

SUCS.

Sucs Amers.

Pr.	Chicorée sauvage....	aa. 2 parties.
	Pissenlit...........	
	Fumeterre..............	1 partie.

F. S. A.

Sucs Antiscorbutiques.

Pr.	Cresson............	aa. 1 partie.
	Cochlearia..........	
	Laitue..................	2 parties.

F. S. A.

Sucs Fondants et dépuratifs.

Pr.	Fumeterre............	aa. part. ég.
	Chicorée sauvage.......	
	Saponaire.............	

F. S. A.

Sucs Diurétiques.

Pr.	Laitue................	aa. part. ég.
	Oseille...............	
	Cerfeuil..............	
	Bourrache............	
	Pariétaire............	

F. S. A.

Tous ces Sucs doivent être filtrés.

EAUX MINÉRALES.

Eau Iodée pour Boisson.

Pr. Iode.................... 15 centig.

	Iodure de Potassium......	60 centig.
	Eau distillée.............	1,000 gr.

Eau gazeuse Martiale (Trousseau).

Pr.	Tartrate de Fer et de Potasse	1 gr. 30 c.
	Eau de Seltz artificielle ...	1,000 gr.

ÉMULSIONS.

Emulsion au Jaune d'œuf (Lait de Poule).

Pr.	Infusion pectorale........	100 gram.
	Jaune d'œuf...............	N° 1.
	Sucre.....................	15 gram.

Emulsion d'Amandes.

Formule du codex.

Emulsion Nitrée.

Pr.	Emulsion simple sucrée...	1000 gr.
	Azotate de potasse.......	5 gram.

Emulsion Nitrée et Camphrée.

Ajoutez à la précédente par...		500 gram.
	Camphre	25 centigr.

Emulsion Purgative (Huile de Ricin).

Formule du Codex.

Emulsion Drastique.

Pr.	Résine de jalap..........	40 centigr.
	Jaune d'œuf.............	N° 1.
	Eau.....................	125 gram.
	Sucre...................	30 gram.

F. S. A.

POTIONS.

Potions Adoucissantes.

Potion Gommeuse.

Pr.	Gomme arabique pulvérisée...	4 gr.
	Eau simple..................	90 gr.
	Sirop de guimauve...........	30 gr.

Looch Huileux.

Pr.	Huile d'amandes douces.	aa. 15 gr.
	Gomme arab. pulvérisée	
	Eau de fleurs d'oranger.	
	Sirop de guimauve..........	30 gr.
	Eau	90 gr.

Potions Pectorales.

Potion Pectorale.

Pr. Infusion d'espèces pectorales.. .... 90 gram.
Sirop de gomme......... 30 gram.

Potion Expectorante.

Pr. Polygala de Virginie concassé .... 2 gram.
Faites infuser dans eau bouillante.......................... 90 gram.
Filtrez et ajoutez
Oxymel scillitique... } aa. 15 gram.
Sirop simple........ }
Extrait de genièvre....... 1 gram.

Potions Toniques.

Potion Tonique.

Pr. Tisane amère............. 90 gram.
Sirop de quinquina....... 30 gram.
Mêlez.

Potions Stimulantes.

Potion Stimulante.

Pr.	Tisane stimulante........	90 gram.
	Sirop de menthe.........	30 gram.
	Alcoolat de mélisse composée	10 gram.

Potion Carminative.

Pr.	Tisane carminative.......	90 gram.
	Sirop d'écorce d'orange...	30 gram.
	Teinture de cannelle.....	2 gram

Potion Diffusible.

Pr.	Eau simple..............	60 gram.
	Eau distillée de menthe...	30 gram.
	Sirop de fleurs d'oranger..	30 gram.
	Acétate d'ammoniaque....	4 gram.

Potions Astringentes.

Potion Astringente.

Pr. Tisane astringente .... 90 gram.
Sirop de cachou .... 30 gram.

Potion Astringente acidulée.

Pr. Tisane astringente .... 90 gram.
Sirop de consoude .... 30 gram.
Eau de Rabel............ 1 gram.

Potion au Tannin.

Pr. Tisane astringente .... 90 gram.
Tannin.................. 50 centigr.
Sirop de sucre........... 30 gram.

Potions Antiseptiques.

Potion Antiseptique.

Pr. Serpentaire de Virginie concassée................ 8 gram.

Faites infuser dans eau bouillante............................ 90 gram.

Passez et ajoutez.

Sirop d'écorce d'orange... 30 gram.
Camphre................ 50 centigr.
Jaune d'œuf.............. q. s.

Pòtions Antispasmodiques.

Potion Antispasmodique.

Pr. Infusion de tilleul........ 90 gram.
Eau de fleurs d'oranger... 8 gram.
Sirop de sucre............ 30 gram.

Potion Antispasmodique Ethérée.

Ajoutez à la précédente :

Ether sulfurique......... 20 gouttes.

Potion Antispasmodique Calmante.

Remplacez dans la potion anti-spasmodique simple le Sirop de sucre par le Sirop d'opium.

Potion à l'Assa Fœtida.

Pr. Assa fœtida .... 1 gram.

Suspendez dans la potion anti-spasmodique simple avec quantité suffisante de jaune d'œuf.

Potion au Castoreum.

Ajoutez à la potion anti-spasmodique simple:
Teinture de castoreum.... 2 gram.

Potions Calmantes.

Potion Calmante.

Pr. Eau distillée de laitue.... 90 gram.
Sirop d'opium........... 30 gram.

Potion à la Morphine.

Pr. Eau.................. 90 gram.
Chlorhydrate de morphine. 2 centigr.
Sirop de sucre........... 30 gram.

Potion Laudanisée.

Pr. Eau .... 90 gram.
Sirop de fleurs d'oranger.. 30 gram.
Làudanum de sydenham .. 15 gouttes.

Looch Huileux Calmant.

Ajoutez au looch huileux simple :
Chlorhydrate de morphine .... 2 centigr.

Potion Sédative.

Pr. Eau distillée de laitue. ... 90 gram.
— de laurier cerise.................. 10 gram.
Sirop de fleurs d'oranger.. 30 gram.

Potions Absorbantes.

Potion Absorbante.

Pr. Bicarbonate de soude .... 2 gram.
Eau .... 90 gram.
Sirop de menthe .... 30 gram.

Potion à l'Eau de Chaux.

Pr. Eau de chaux filtrée...... 60 gram.
Eau distillée de melisse... 40 gram.
Sirop de fleurs d'oranger.. 30 gram.

Potions Antiémétiques.

Potion Antiémétique.

Pr. Eau .... 90 gram.
Bicarbonate de soude..... 1 gramme.
Acide tartrique.......... 75 centigr.
Sirop de fleurs d'oranger.. 30 gram.

Potions Contro-Stimulantes.

Potion Stibiée.

Pr. Tartre stibié. .... 20 centigr.
Eau..................... 90 gram.
Sirop de fleurs d'oranger.. 30 gram.

Potion Kermétisée.

Pr.	Kermès	60 centigr.
	Solution gommeuse.......	90 gram.
	Sirop de fleurs d'oranger...	30 gram.

Potion à l'Oxyde blanc d'Antimoine.

Pr.	Antimoine diaphorétique lavé..................	4 gram.
	Solution gommeuse.......	90 gram.
	Sirop de fleurs d'oranger .	30 gram.

Potions Émétiques et Purgatives.

Potion Emétique.

Pr.	Emétique	10 centigr.
	Eau....................	90 gram.
	Sirop de sucre...........	30 gram.

Potion Emétique Composée.

Pr.	Tartre stibié	10 centigr.

Eau .... 90 gram.
Sirop d'ipecacuanha...... 30 gram.

Potion Anticroupale au Sulfate de Cuivre.

Pr. Polygala de Virginie concassé................ 2 gram.
Faites infuser dans eau bouillante.......................... 90 gram.
Passez et ajoutez
Sulfate de cuivre......... 15 centigr.
Sirop d'ipecacuanha...... 30 gram.
Oxymel scillitique........ 10 gram.

Potion à l'Ipecacuanha.

Pr. Ipecacuanha concassé..... 2 gram.
Faites infuser dans eau bouillante.......................... 100 gram.
Passez, et ajoutez.
Sirop de fleurs d'oranger.. 30 gram.

Looch Huileux Laxatif.

Remplacez dans le looch huileux simple l'huile d'amandes douces par l'huile de ricin.

Potion Laxative Acidulée.

PR.	Huile de ricin ...... Gomme arabique pulvérisée	aa. 15 gram.
	Sirop tartrique	30 gram.
	Eau	90 gram.

Potion Laxative.

PR.	Manne en sorte	50 gram.
	Tisane de tamarins	90 gram.

Dissolvez et passez.

Potion Purgative.

PR.	Manne en sorte	45 gram.
	Sulfate de soude .... Feuilles de sené	aa. 10 gram.
	Anis vert	1 gram.
	Eau bouillante	120 gram.

Faites infuser et filtrez.

Potion Drastique.

PR.	Résine pure de jalap	50 centigr.

Triturez avec

	Sucre....................	15 gram.
	Jaune d'œuf..............	N° 1.
	Infusion légère d'anis.....	60 gram.

Potion à l'Huile de Croton.

Pr.	Huile de croton tiglium...	2 gouttes.
	Gomme arabique.........	10 gram.
	Eau....................	60 gram.
	Sirop de fleurs d'oranger..	15 gram.

Potion de Manne et de Kermès.

Pr.	Kermès.................	15 centigr.
	Manne en sorte..........	60 gram.
	Eau....................	125 gram.

Potions Diurétiques et Apéritives.

Potion Diurétique.

Pr.	Infusion de pariétaire.....	90 gram.
	Acétate de potasse.......	10 gram.

Sirop des cinq racines.... 30 gram.
Oxymel scillitique........ 10 gram.

Potion de Digitale.

Pr. Feuilles de digitale....... 60 centigr.
Faites infuser dans eau bouillante...................... 90 gram.
Passez et ajoutez
Sirop des cinq racines.... 30 gram.

Potions Sudorifiques.

Potion Sudorifique.

Pr. Carbonate d'ammoniaque.. 2 gram.
Sirop d'écorce d'orange... 30 gram.
Infusion légère de fleurs de sureau .... 90 gram.

Potion Sudorifique Alcoolisée.

Ajoutez à la précédente :
Alcool à 20 degrés .... 20 gram.

Potions Emménagogues.

Potion Emménagogue.

Pr. Safran .... 1 gram.
Faites infuser dans eau bouillante .... 90 gram.
Passez et ajoutez
Iodure de potassium...... 1 gram.
Iode .... 20 centigr.
Sirop de menthe .... 30 gram.

Potions Fébrifuges.

Potion Fébrifuge.

Pr. Sulfate de quinine......... 60 centigr.
Eau .... 60 gram.
Sirop tartrique .... 30 gram.

Potion Fébrifuge Opiacée.

Ajoutez à la précédente
Extrait thébaïque........ 3 centigr.

Potion au Macéré de Quinquina.

Pr. Quinquina jaune pulvérisé. 45 gram.
Faites macérer par déplacement pour obtenir .... 100 gram.
Ajoutez
Sirop d'écorce d'orange... 30 gram.

En ajoutant à la formule précédente 3 centigrammes d'extrait thébaïque, on a la même potion opiacée.

Potion Fébrifuge Minérale.

Pr. Acide arsénieux .... 5 milligr.
Eau distillée............. 60 gram.
Sirop de sucre........... 15 gram.

Potions Vermifuges.

Potion Tœniafuge.

Pr. Essence de térébenthine .. 12 gram.
Jaune d'œuf............. N° 2.
Sirop de menthe......... 60 gram.

Sirop d'éther............ 60 gram.
Teinture de cannelle..... 2 gram.

Potion Vermifuge.

Pr. Absinthe marine......... 8 gram.
Faites infuser dans lait bouillant...................... 90 gram.
Ajoutez
Sirop de rhubarbe composé 30 gram.

Potions Antisyphilitiques.

Potion Antisyphilitique.

Pr. Solution de Weikard (1)... 30 gouttes.
Sirop de sucre........... 30 gram.
Eau distillée............. 90 gram.
En deux ou trois doses dans la journée.

---

(1) *Solution ou Liqueur de Weikard:*

Pr. Eau distillée............................. 280 gram.
Eau distillée de cannelle................... 80 gram.
Sublimé........................... ...
Chlorhydrate d'ammoniaque.......... aa. 1 g. 20 c.
Laudanum liquide de Sydenham.... .... 12 gram.

Potion Antisyphilitique de Mialhe.

Pr. Solution mercurielle de Mialhe [1]............. 15 gram.
Eau distillée............ 75 gram.
Sirop simple............ 30 gram.
A prendre dans la journée.

Potion de Bi-Iodure de Mercure.

Pr. Bi-iodure de Mercure.... 5 milligr.
Iodure de Potassium...... 1 gram.
Eau distillée.............. 90 gram.
Sirop de sucre........... 30 gram.

---

(1) *Solution Mercurielle de Mialhe, proposée pour remplacer la Liqueur de Van-Swieten*

Pr. Eau distillée...... .... 500 gram.
Chlorure de sodium.................. } aa. 1 gram.
Chlorhydrate d'ammoniaque........... }
Bichlorure de mercure.................... 30 centig.
Blanc d'œuf.............................. N° 1.
Dissolvez et filtrez. 15 grammes de cette solution représentent 1 centigramme de bichlorure de mercure.

Potions Antiblenorrhagiques.

Potion au Cubèbe.

Pr. Teinture alcoolique de cubèbe de Puche (1)...... 8 gram.
Sirop de tolu............ 30 gram.
Eau.................... 90 gram.

Potion au Copahu et au Cubèbe.

Pr. Teinture alcoolique de cubèbe de Puche .... 8 gram.
Baume de copahu........ 8 gram.
Gomme arabique pulvérisée 10 gram.
Eau.................... 90 gram.
Sirop de sucre........... 30 gram.

Potions Antiscorbutiques.

Potion Antiscorbutique Simple.

Pr. Eau distillée de menthe... 60 gram.

---

(1) Formulaire de Bouchardat, 2° édit., p. 114.
Nous avons préféré pour les Potions la teinture alcoolique de cubèbe à la poudre de la même substance.

Sirop antiscorbutique. ... 60 gram.
Suc d'un citron.

Potion Antiscorbutique et Tonique.

Ajoutez à la précédente
Extrait mou de quinquina 4 gram.

Potions Antiscrofuleuses.

Potion Antiscrofuleuse.

Pr. Tisane antiscrofuleuse.... 90 gram.
Sirop de feuilles de noyer. 30 gram.
Bicarbonate de potasse .. 1 gram.

Potions Antiarthritiques.

Potion Antiarthritique.

Pr. Résine de gayac. .... 1 gram.
Eau.................... .. 90 gram.
Sirop simple .... 30 gram.

Teinture de semences de colchique............ 2 gram.
Jaune d'œuf............. q. s.

SIROPS.

Sirop Dépuratif.

Pr. Fumeterre......... } aa. 60 gram.
Scabieuse.... ..... }
Saponaire.......... }
Fleurs de pensées sauvages 20 gram.

Toutes les substances en poudre grossière seront traitées par déplacement avec quantité suffisante d'eau pour obtenir 1 litre de macéré, et on ajoutera

Sucre................... q. s.

Pour un Sirop.

Sirop Vermifuge.

Pr. Semen contra........... 15 gram.

Mousse de Corse....	aa	15 gram.
Absinthe marine....		
Feuilles de séné..........		30 gram.

Faites infuser dans eau bouillante.......................... q. s.

Pour obtenir................. 800 gram.

Ajoutez sucre................. q. s.

pour obtenir un Sirop.

MIXTURES.

Mixture Pectorale.

Pr.	Sirop de capillaire.......	45 gram.
	— de coquelicots......	15 gram.
	Teinture de baume de tolu.	10 gouttes.

Mixture Expectorante.

Pr.	Oxymel scillitique........	15 gram.
	Sirop de bourrache.......	45 gram.

Mixture Calmante.

PR.	Sirop de morphine.. — d'althéa...... — de limaçons...	aa. 15 gram.

Mixture Purgative.

PR.	Huile de ricin...... Sirop de Rhubarbe composé...........	aa. 30 gram.

Mixture Vermifuge.

PR.	Huile de ricin...........	20 gram.
	Sirop vermifuge.........	40 gram.
	Ether sulfurique.........	25 gouttes.

LAVEMENTS.

Lavements Émollients.

Lavement Emollient.

PR. Graine de lin, une cuillerée à café ou............. 5 gram.

Faites bouillir dans décoction émolliente .... 500 gram.

Lavement d'Amidon.

Pr. Amidon .... 5 gram.
Eau .... 500 gram.
Faites bouillir jusqu'à dissolution.

Lavement Albumineux.

Pr. Eau .... 500 gram.
Blancs d'œufs .... N° 6.

Lavement Huileux.

Pr. Huile d'olives........ ...... 30 gram.
Lavement émollient ...... 500 gram.

Lavements Anodins.

Lavement Calmant.

Pr. Graine de lin............. 1 gram.
Tête de pavots........ .... 2 gram.
Eau .... 100 gram.

Lavement Anodin.

Pr.	Lavement d'amidon	100 gram.
	Laudanum de sydenham ..	8 gouttes.

Lavement Huileux Calmant.

Pr.	Lavement émollient	125 gram.
	Huile d'olives...........	30 gram.
	Laudanum de sydenham...	5 gouttes.

Lavement de Belladone.

Pr.	Extrait de belladone......	25 milligr.
	Eau..................	60 gram.

Dissolvez.

Lavements Astringents.

Lavement Astringent.

Pr. Tan en poudre fine....... 10 gram.
Faites bouillir dans eau........ 500 gram.
Passez.

Lavement au Ratanhia.

Pr. Ecorce de racine de Ratanhia concassée............... 30 gram.

Faites bouillir dans eau........ 500 gram.
Passez et ajoutez Teinture de
Ratanhia........................ 15 gram.

Lavements Antiblénorrhagiques.

Lavement Antiblénorrhagique.

(Lavement au Copahu).

Pr. Baume de Copahu........ 15 gram.
Jaune d'Œuf............ N° 1.
Laudanum de Sydenham.. 12 gouttes
Eau.................... 200 gram.

Lavements Antispasmodiques [1].

Lavement de Valériane.

Pr. Racine de Valériane concassée........................ 10 gram.

---

(1) L'addition des préparations d'opium et autres agents narcotiques aux lavements anti-spasmodiques est laissée à l'arbitre des praticiens.

Faites infuser dans eau bouillante .... 150 gram.

Passez.

Lavement d'Assa-Fœtida.

Pr.	Assa-Fœtida.............	1 gram.
	Jaune d'Œuf............	N° 1.
	Eau..................	125 gram.

En suspendant un gramme d'*Assa-Fœtida* dans le lavement de *Valériane* on aura le lavement de *Valériane et d'Assa-Fœtida.*

Lavement Camphré.

Pr.	Camphre	1 gram.
	Jaune d'œuf.............	N° 1.
	Eau...................	125 gram.

Lavements Carminatifs.

Lavement Carminatif.

Pr.	Fleurs de Camomille	15 gram.
	Eau bouillante............	500 gram.

Passez.

Lavements Laxatifs, Purgatifs, Drastiques.

Lavement Miellé.

Pr. Miel commun.................. 60 gram.
Eau........................ 500 gram.

Lavement de Mercuriale.

Pr. Miel de Mercuriale........ 60 gram.
Lavement émollient...... 500 gram.

Lavement à l'Huile de Ricin.

Pr. Huile de Ricin............ 30 gram.
Jaune d'OEuf............. N° 1.
Lavement émollient...... 250 gram.

Lavement Purgatif.

Pr. Feuilles de Séné..... } aa. 15 gram.
Sulfate de Soude.... }
Manne grasse............. 60 gram.

Faites bouillir dans eau quantité suffisante pour obtenir .... 500 gram.

Lavement Purgatif des Peintres [1].

Pr.	Feuilles de Séné	15 gram.
	Faites bouillir dans eau	500 gram.
	Passez et ajoutez Jalap pulvérisé	2 gram.
	Vin émétique	125 gram.

Lavements Fébrifuges.

Lavement Fébrifuge.

Pr.	Sulfate de Quinine	30 centig.
	Eau simple	60 gram.
	Laudanum liquide	3 gouttes.
	Gomme-Arabique	6 gram.

Lavements Vermifuges.

Lavement Vermifuge.

Pr.	Rhizômes de Fougère mâle coupés	15 gram.

(1) Formulé à cause du désaccord des formules existantes.

Faites bouillir dans eau quantité suffisante pour obtenir . ... 400 gram.

Versez sur Absinthe Marine. .. 10 gram.

Passez et ajoutez Huile de Ricin 30 gram.

Ce lavement ne sera administré aux enfants que par demi ou par quart.

BIÈRES.

Bière économique.

PR. Eau.................... 100 litres.
Mélasse.................. 2 k. 500 g.
Fleurs de Houblon .... 100 gram.
Racine de Gentiane concassée................. 50 gram.
Levure de Bière.. ...... 50 gram.

Faites infuser le Houblon et la Gentiane dans quinze à vingt fois leur poids d'eau bouillante, passez. Délayez la Mélasse dans l'eau, la Levure de Bière dans une autre partie d'eau; versez dans un tonneau, agitez.

VINS.

Vin Fébrifuge.

Pr.	Quinquina-Calysaya pulvérisé..................	100 gram.
	Ecorce de Cascarille pulvérisée..................	10 gram.
	Alcool à 21 degrés........	200 gram.
	Vin blanc ordinaire.......	1,000 gr.

Préparez par déplacement.

FORME SOLIDE.

PILULES ET BOLS.

Pilules Expectorantes.

Pilules Expectorantes.

Pr. Gomme Ammoniaque } aa. 1 gram.
Extrait de Genièvre.. }
Savon Amygdalin......... 2 gram.
Poudre de Réglisse..... . q. s.
Pour 20 Pilules, à prendre 3 par jour.

Pilules Expectorantes et Calmantes.

Pr. Kermès minéral..... } aa. 50 centig.
Extrait de Jusquiame. }
— d'Aunée.......... 1 gram.

Poudre de Racine-d'Aunée. q. s.

Pour 20 Pilules, à prendre 3 par jour.

Chaque Pilule contient 25 milligrammes de Kermès et d'extrait de Jusquiame.

Pilules Toniques.

Pilules Toniques.

Pr. Extrait de Gentiane..... } aa. part. é.
Poudre de Colombo..... }
— de Quassia-Amara }
Sirop simple .... q. s.

Pour faire des Pilules de 20 centigrammes, 3 à 4 par jour.

Pilules Toniques et Stomachiques.

Pr. Extrait mou de Quinquina 1 gr. 50 c.
Cannelle pulvérisée...... 50 centigr.

Pour 10 pilules, à prendre 4 par jour.

Pilules Toniques et Laxatives.

Pr. Extrait de Menyanthe.... 2 gram.

Rhubarbe de Chine pulvérisée .... 2 gram.

Pour 20 Pilules, 3 par jour.

Pilules Toniques et Calmantes.

Pr.	Poudre de Colombo	3 gram.
	Cannelle pulvérisée.......	50 centigr.
	Extrait Thébaïque........	10 centigr.
	Sirop simple	q. s.

Pour 20 Pilules, qu'on administrera au moment du repas, au nombre de 3 à 6.

Chaque Pilule contiendra 5 milligrammes d'Extrait Thébaïque.

Pilules Fondantes.

Pilules Fondantes.

Pr.	Extrait de ciguë.........	50 centigr.
	Savon amygdalin.........	3 gram.
	Extrait de chicorée.......	q. s.

Pour 20 Pilules, 2 à 6 par jour progressivement.

Chaque Pilule contient 25 milligrammes d'extrait de ciguë.

Pilules Astringentes [1]

Pilules de Tannin.

Pr.	Tannin pur..............	1 gram.
	Conserve de roses........	q. s.
	pour 20 Pilules.	

Pilules de Tannin Opiacées.

Introduisez dans la précédente formule :

Extrait thébaïque........ 10 centigr.

Pilules Astringentes.

Pr.	Extrait de ratanhia..	aa. 2 gram.
	Cachou pulvérisé ...	aa. 2 gram.
	Miel rosat.................	q. s.
	pour 20 Pilules.	

(1) On ne trouvera pas dans ce Formulaire de Pilules Astringentes à l'Alun; la formule bien connue d'Helvetius ayant semblé suffisante.

Pilules d'Acétate de Plomb. (Fouquier.)

Pr	Acétate de plomb cristallisé	aa. 2 gr.
	Poudre de guimauve......	
	Sirop simple	q. s.
	pour 20 Pilules.	

Pilules Antispasmodiques.

Pilules Antispasmodiques.

Pr.	Castoreum...........	aa. 2 gr.
	Assa-Fœtida	
	Extrait de valériane....	
	pour 20 Pilules.	

Pilules de Musc Composées.

Pr.	Musc.....	50 centigr.
	Camphre	1 gram.
	Extrait thébaïque.......	10 centigr.
	pour 10 Pilules.	

Pilules Calmantes.

Pilules d'Opium.

Pr. Extrait thébaïque .... 1 gram.
pour 40 Pilules.

Pilules d'Opium et de Morphine. (Bretonneau.)

Pr. Chlorhydrate de morphine. 5 centigr.
Extrait thébaïque........ 10 centigr.
Miel.................... q. s.
pour 40 Pilules.

Pilules de Belladone. (Bretonneau.)

Pr. Extrait de belladone...... 5 centigr.
Racine de belladone pulvérisée .... 10 centigr.
Sirop de miel .... q. s.
Pour 15 Pilules, d'une à trois par jour.

Les Pilules simples d'extrait de stramonium, de jusquiame, d'aconit napel, de ciguë, sont toutes de 25 milligrammes, comme celles d'extrait d'opium.

Pilules Absorbantes.

La plupart des substances absorbantes étant employées sous d'autres formes que celle de Pilules, nous n'avons introduit dans ce Formulaire que des Pilules au Charbon.

Pilules de Charbon.

Pr. Charbon végétal pulvérisé,
lavé et porphyrisé........ 10 gram.
Cannelle pulvérisée........ 50 centigr.
Mucilage................. q. s.
pour 50 Pilules, de 4 à 10 par jour.

Pilules Contro-Stimulantes.

Pilules Contro-Stimulantes.

Pr. Tartre stibié............... 50 centigr.

Poudre de guimauve.. } aa. q. s.
Sirop simple.........
pour 10 Pilules.

En ajoutant à la formule précédente 5 centigrammes d'extrait d'opium, on a les Pilules Contro-Stimulantes opiacées.

Pilules de Kermès.

Pr. Kermès minéral.......... 1 gram.
Poudre de guimauve. } aa. q. s.
Sirop simple.... ...
pour 20 Pilules.

Pilules d'Oxyde Blanc d'Antimoine.

Pr. Oxyde blanc d'antimoine.. 5 gram.
Mucilage................ q. s.
pour 50 Pilules.

Pilules Purgatives et Drastiques.

Pilules d'Huile de Croton.

Pr. Huile de croton tiglium... 2 gouttes.

Poudre de guimauve ...... 1 g. 20 c.
Sirop de gomme......... q. s.

Pour 8 Pilules. Une de quart d'heure en quart d'heure, jusqu'à effet purgatif.

Pilules de Calomel Composées.

Pr. Calomel à la vapeur...... 50 centigr.
Scammonée.............. 50 centigr.
Jalap pulvérisé........... 1 gram.
Sirop simple .... q. s.
pour 10 Pilules. De 4 à 8.

Nous ne formulons pas de Pilules purgatives à la gomme-gutte; nous renvoyons aux formules d'Anderson et de Bontius.

Pilules d'Aloës.

Pr. Aloës succotrin........... 2 gram.
F. S. L. 20 Pilules.

Pilules Diurétiques.

Pilules Diurétiques.

Pr. Scille pulvérisée.......... 1 gram.

Feuilles de digitale pulvérisées .... 1 gram.
Extrait d'aunée.......... 2 gram.
pour 20 Pilules. De 3 à 6 par jour.

Pilules Emménagogues.

Pilules Emménagogues.

Pr.	Huile essentielle de rue.. — de sabine.	aa. 5 gout.
	Poudre de guimauve.... Sirop simple..........	aa. q. s.
	pour 20 Pilules.	

Pilules Emménagogues Purgatives.

Pr.	Aloës succotrin....	1 gram.
	Absinthe pulvérisée .... Safran pulvérisé	aa. 2 gr.
	Sirop d'absinthe.........	q. s.
	pour 20 Pilules.	

Pilules Fébrifuges.

Pilules Fébrifuges.

Pr. Sulfate de quinine........ 2 gram.
Poudre de guimauve ... }
Sirop simple .... } aa. q. s.
pour 20 Pilules.

Pilules Fébrifuges Opiacées.

Ajoutez à la formule précédente 10 centigr. d'extrait thébaïque.

Pilules Fébrifuges à la Valériane

Pr. Sulfate de quinine...... }
Extrait de valériane .... } aa. 1 gr.
pour 10 Pilules.

Bols Fébrifuges.

Pr. Quinquina jaune pulvérisé. 30 gram
Sous-carbonate de potasse. 4 gram.

Chlorhydrate d'ammoniaque 2 gram.
Sirop d'absinthe .... q. s.
pour 60 Bols.

Pilules Anthelmintiques.

Pilules Vermifuges.

Pr. Semen contra pulvérisé... 2 gram.
Calomel à la vapeur...... 1 gram.
Extrait d'absinthe........ q. s.
pour 20 Pilules.

Pilules Tœniafuges.

Pr. Huile éthérée de fougère
mâle .... 8 gram.
Mucilage.................. q. s.
Poudre de rhizômes de fougère mâle............ q. s.
Pour 40 Pilules.

Pilules Antisyphilitiques.

Pilules Antisyphilitiques.

Pr. Bi-chlorure de mercure... 10 centigr.
Extrait thébaïque........ 30 centigr.
— de gayac......... 4 gram.
pour 30 Pilules. Dose : 1 à 3 par jour.

Pilules au Cyanure de Mercure.

Pr. Cyanure de mercure...... 10 centigr.
Extrait d'aconit napel..... 50 centigr.
— de douce-amère... 4 gram.
pour 30 Pilules.

Pilules de Proto-Iodure de Mercure.

Pr. Proto-iodure de mercure.. 2 gram.
Extrait thébaïque........ 1 gram.
— de gayac......... 8 gram.
pour 80 Pilules.

Dose de 1 à 4 par jour.

Pilules Antiblennorrhagiques.

Pilules Antiblennorrhagiques.

Pr. Baume de copahu........ 10 gram.
Poivre cubèbe pulvérisé... 8 gram.
Magnésie calcinée .... q. s.
pour 50 Pilules. 25 par jour.

Pilules Antiblennorrhéiques.

Pr. Térébenthine cuite..... } aa. 5 gr.
Sous-carbonate de fer.. }
Extrait de ratanhia ...... 2 gr. 50 c.
Sirop de cachou .... q. s.
pour 50 Pilules.
Dose : de 5 à 10 par jour.

Pilules Antiépileptiques.

Pilules d'Indigo Composées.

Pr. Indigo................. 4 gram.

Castoreum	aa. 50 cent.
Assa-fœtida	
Sirop de sucre............	q. s.
pour 20 Pilules.	

Nous renvoyons pour le sulfate de cuivre ammoniacal aux Pilules de Biett. (*Formulaire de Bouchardat, éd.* 1843.)

Pilules Antichlorotiques.

Pilules de Limaille de Fer.

Pr. Limaille de fer en poudre fine....................	15 gram.
Cannelle pulvérisée.......	2 gram.
Miel	q. s.
pour 75 Pilules.	

Pilules de Limaille de Fer Opiacées.

Ajoutez à la formule précédente :

Extrait thébaïque	35 centigr.

Pilules de Fer et d'Aloës.

Ajoutez aux Pilules de limaille de fer :

Aloës .... 2 gram.

Les citrate et lactate de fer sont renvoyés au chapitre des Tablettes. Le proto-carbonate de fer se trouve dans les Pilules de Blaud; l'iodure de fer dans celles de Dupasquier.

Pilules Antiscrofuleuses.

Pilules Antiscrofuleuses.

Pr. Extrait de feuilles de Noyer 10 gram.
Poudre de feuilles de Noyer q. s.
pour 50 Pilules.

Pilules Tétaniques.

Pilules de Strychnine. (Magendie.)

Pr. Strychnine.............. 5 centigr.

Conserve de roses........ 2 gram.
pour 20 Pilules.

PASTILLES.

Pastilles Vomitives.

Pastilles d'Ipécacuanha.

Quatre de ces Pastilles représentent 5 centigrammes de poudre.

Pastilles de Kermès.

5 centigrammes de kermès par Pastille.

Pastilles Anthelmintiques.

Pastilles de Calomel.

Chaque Pastille contient 5 centigr. de calomel.

Pastilles Antichlorotiques.

Pastilles de citrate et de lactate de fer; 5 centigram. de substance active par chaque Pastille.

POUDRES.

Poudres Purgatives.

Poudre Purgative.

Pr. Calomel à la vapeur...... 30 centigr.
Jalap pulvérisé .... 2 gram.
en 3 doses.

Poudres Antigastralgiques.

Poudre Antigastralgique.

Pr. Poudre de colombo ...... 6 gram.

Poudre de cannelle...... 60 centigr.
Chlorhydrate de morphine.. 5 centigr.
pour 12 paquets. 1 à 2 par jour, au moment des repas.

Poudre Antigastralgique Laxative.

Pr. Rhubarbe pulvérisée...... 4 gram.
Magnésie calcinée........ 2 gram.
pour 10 paquets. 1 à 2 par jour.

Poudres Antichlorotiques.

Poudre Antichlorotique.

Pr. Limaille de fer........... 10 gram.
Cannelle pulvérisée ...... 2 gram.
pour 40 paquets.

Poudres Anthelmintiques.

Poudre Vermifuge.

Pr. Semen contra pulvérisé..... 4 gram.

Calomel à la vapeur...... 15 centigr.
en 3 doses.

OPIATS.

Opiat Fébrifuge.

PR. Quinquina Jaune pulvérisé. 30 gram.
Sirop d'écorce d'orange... q. s.
F. S. L. A prendre dans la journée, divisé en bols de 50 centigr.

Opiat Antiblénnorrhagique.

PR. Baume de copahu...... } aa. 30 gr.
Poivre cubèbe pulvérisé. }
pour un Opiat.

Opiat Astringent Ferrugineux.
(Antileucorrhéique.)

PR. Térébenthine de Venise... 15 gram.

Sous-carbonate de fer.... 15 gram.
Conserve de roses........ 30 gram.
pour un Opiat.

MÉDICAMENTS

POUR L'USAGE EXTERNE.

GARGARISMES.

Gargarisme Emollient.

Pr. Décoction de racine de guimauve................ 125 gram.
Sirop de miel............ 15 gram.
Mêlez.

Gargarisme Calmant.

Ajoutez au précédent :
Laudanum de Rousseau... 8 gouttes.

Gargarisme Acidulé.

Ajoutez au gargarisme émollient :

Vinaigre.................. 10 gram.

Gargarisme Astringent.

Pr. Alun pulvérisé........... 4 gram.
Miel rosat............... 30 gram.
Eau..................... 100 gram.

Dissolvez, et filtrez.

Gargarisme Stimulant.

Pr. Eau..................... 125 gram.
Alcoolat vulnéraire....... 15 gram.

Gargarisme Détersif.

Pr. Eau .... 100 gram.
Miel rosat............... 30 gram.
Eau de Rabel............. 1 gram.

Mêlez.

Gargarisme Antiseptique.

Pr. Décoction de quinquina gris 100 gram.

Miel rosat................ 15 gram.
Alcool camphré.......... 10 gram.
Eau de Rabel............ 10 gouttes.

Gargarisme Antiscorbutique.

Pr. Tisane amère............ 120 gram.
Alcool de cochléaria..... .. 10 gram.
Acide tartrique.......... 1 gram.

Gargarisme Antisyphilitique.

Pr. Eau distillée .... 100 gram.
Bi-chlorure de mercure... 10 centigr.
Sirop de sucre........... 30 gram.

COLLUTOIRES.

Collutoire Calmant.

Pr. Gomme arabique......... 4 gram.
Eau..................... 15 gram.
Laudanum de sydenham.. 36 gouttes.

Collutoire Astringent.

PR. Miel rosat................ 15 gram.
Alun pulvérisé........... 4 gram.

Mêlez.

Collutoire Détersif.

PR. Miel rosat................ 15 gram.
Acide chlorhydrique...... 2 gram.

Collutoire Antiscorbutique.

PR. Sirop tartrique........... 15 gram.
Alcool de cochléaria.... } aa. 2 gr.
Teinture de quinquina.. }

COLLYRES.

Collyres Émollients.

Collyre Emollient.

PR. Décoction légère de graine
de lin .... 125 gram.

Collyres Calmants.

Collyre Calmant.

Ajoutez au précédent :

Laudanum de Rousseau... 8 gouttes.

Collyres Astringents et Résolutifs.

Collyre Astringent.

Pr. Sulfate de zinc........... 30 centigr.
Eau distillée............. 125 gram.
Dissolvez.

Collyre à l'Acétate de Plomb.

Pr. Eau distillée de roses..... 125 gram.
Acétate de plomb cristallisé 50 centigr.
Dissolvez.

Collyre au Tannin.

Pr. Tannin de Pelouze........ 1 gram.

Eau distillée............. 125 gram.

Dissolvez.

Collyre à la Pierre Divine.

PR. Pierre divine............ 50 centigr.

Eau distillée............. 125 gram.

Dissolvez.

Collyre Stimulant.

PR. Sulfate de strychnine..... 10 centigr.

Eau distillée............. 15 gram.

Dissolvez.

Instillez par gouttes dans l'œil, dans l'amaurose torpide.

Collyre à l'Azotate d'Argent.

PR. Azotate d'argent cristallisé. 10 centigr.

Eau distillée............. 30 gram.

Dissolvez et filtrez.

Collyres Antiscrofuleux.

Collyre Barytique. (Hargens).

PR. Chlorure de baryum...... 25 centigr.

Eau distillée de laurier cerise .... 25 gram.

Quelques gouttes chaque heure en instillation.

Collyre Térébenthiné. (Laugier).

PR. Térébenthine de Venise... 10 gram.
Essence de Térébenthine.. 5 gram.

Mêlez.

Collyres Antisyphilitiques.

Collyre Antisyphilitique.

PR. Bi-chlorure de mercure... 5 centigr.
Eau distillée .... 125 gram.

Dissolvez.

INJECTIONS.

Injections Calmantes.

Injection de Pavots et d'Amidon.

Pr. Têtes de pavots concassées	15 gram.
Faites bouillir dans eau quantité suffisante pour obtenir..........	1 kilogr.
Ajoutez :	
Amidon	6 gram.

Faites bouillir jusqu'à dissolution.

On préparera de la même manière et dans les mêmes proportions les Injections amidonées de morelle, jusquiame, belladonne, stramonium, ciguë, etc.

On donnera les décoctions simples toutes les fois que l'addition d'amidon ne sera pas indiquée.

Nous n'avons pas cru devoir formuler les

autres injections médicamenteuses, la proportion des substances actives devant nécessairement varier beaucoup et suivant la volonté du médecin.

LOTIONS ET FOMENTATIONS.

Lotions Emollientes.

Lotion Emolliente.

Pr. Feuilles de guimauve..... 30 gram.
Faites bouillir dans eau....... q. s.
pour obtenir 1 litre de décoction.

Lotions Calmantes.

Pr. Feuilles de guimauve..... 30 gram.

Têtes de pavots.......... 15 gram.
Faites bouillir dans eau....... q. s.
pour obtenir 1 litre de décoction.

Pour préparer les Lotions avec les feuilles de jusquiame, de morelle, de belladonne, de stramonium, de ciguë, etc., on emploie les mêmes proportions et le même procédé que pour la Lotion émolliente.

Lotions Toniques.

Lotion de Quinquina.

Pr. Ecorce de quinquina gris
concassé.............. 30 gram.
Faites bouillir dans eau....... q. s.
pour obtenir 1 litre de décoction.

Lotion de Quinquina Vineuse.

Ajoutez à la précédente un quart de vin rouge.

Lotions Aromatiques.

Lotion Aromatique.

Pr. Espèces aromatiques du Codex .... 30 gram.

Faites infuser dans eau bouillante .... 1 litre.

Fomentation de Fleurs de Sureau.

Pr. Fleurs de sureau......... 15 gram.

Faites infuser dans eau bouillante.......................... 1 litre.

Fomentation de Fleurs de Camomille.

Pr. Fleurs de camomille...... 15 gram.

Faites infuser dans eau bouillante.......................... 1 litre.

Lotions Excitantes.

Lotion Sinapisée.

Pr. Farine de moutarde...... 125 gram.

Eau tiède................ 500 gram.

Passez.

Trempez un linge plié en quatre, et enveloppez la partie à rubéfier.

Fomentation de Sel Ammoniac.

Pr.	Chlorhydrate d'ammoniaque	25 gram.
	Vinaigre..............	aa. 100 gr.
	Alcool à 22 degrés.....	

Dissolvez.

Fomentation Astringente.

Pr. Tan.................... 100 gram.

Faites bouillir dans eau quantité suffisante pour obtenir 1 litre, et passez.

Fomentation Astringente Alunée.

Ajoutez à la précédente, alun.. 10 gram.

Solution Ferrugineuse contre l'Erysipèle (Velpeau).

Pr.	Sulfate de fer...........	60 gram.
	Eau......................	1 litre.

Dissolvez.

BIBLIOTHÈQUE NATIONALE R.F. IMPRIMÉS

Lotion Acidulée.

Pr.	Vinaigre blanc............	250 gram.
	Eau.....................	1000 gr.

Lotion Alcaline.

Pr.	Sous-carbonate de soude..	50 gram.
	Eau....................	1000 gr.

Dissolvez.

Lotions Antiseptiques.

Lotion Antiseptique.

Ajoutez à la Lotion tonique :

Alcool camphré........	aa. 30 gr.
Teinture de quinquina..	

Lotion Antipsorique dite de Barlow.

Pr.	Sulfure de potasse........	8 gram.
	Savon..................	10 gram.
	Alcool à 33 degrés.......	8 gram.

Triturez le tout ensemble dans un mortier de porcelaine, et ajoutez :

Eau de chaux .... 220 gram.

LINIMENTS.

Liniment Calmant.

Pr. Huile de jusquiame....... 30 gram.
Laudanum de Rousseau... 1 gram.

Mêlez.

Liniment Volatil Camphré.

Pr. Huile camphrée du Codex. 60 gram.
Ammoniaque liquide...... 8 gram.

Liniment Térébenthiné.

Pr. Huile de camomille..... } aa. 30 gr.
Essence de térébenthine }

Liniment Calcaire.

Pr. Eau de chaux............ 2 parties.
Huile d'olives............ 1 partie.

CATAPLASMES (1).

Cataplasme Emollient.

Pr. Farine d'orge...... } aa part. égales.
— de lin...... }

Préparez s. l.

Cataplasme de Farine de Lin.

Pr. Farine de graine de lin.... 1 partie.
Délayez dans eau bouillante ... 3 parties.

Cataplasme de Fécule.

Pr. Fécule de pommes de terre
ou amidon............. 60 gram.
Eau commune.......... ... 500 gram.

Mettez l'eau sur le feu, et quand elle entrera en ébulition, versez y brusquement la fécule,

---

(1) Nota. Tous les Cataplasmes devront être renfermés dans des sacs de mousseline claire; ils seront emportés dans les salles dans des vases *ad hoc*, et non dans les linges, comme par le passé.

que vous aurez d'avance délayée dans 60 à 100 grammes d'eau froide ; faites jeter un ou deux bouillons, et retirez du feu.

Cataplasme Calmant.

Pr. Têtes de pavots.......... 15 gram.

Faites bouillir dans eau quantité suffisante pour obtenir.................... 1 litre.

Délayez dans trois parties de cette décoction :

Farine de lin............ 1 partie.

Cataplasme de Ciguë.

Pr. Poudre de ciguë......... 1 partie.

Farine de lin............ 3 parties.

Délayez ce mélange dans trois fois son poids d'eau bouillante.

On prépare de même les Cataplasmes de morelle, jusquiame, belladonne et stramonium.

Cataplasme Résolutif.

Ajoutez au Cataplasme émollient un dixième en poids de savon noir.

Cataplasme Résolutif Camphré.

Pr. Farine de lin............ 1 partie.
Eau végéto-minérale bouillante.................. 3 parties.

Mêlez, et arrosez le Cataplasme au moment de l'application avec :

Alcool camphré.......... q. s.

Cataplasme Suppuratif.

Pr. Feuilles d'oseilles........ 60 gram.

Faites cuire dans eau quantité suffisante pour obtenir un litre de décoction, dans laquelle vous délaierez :

Farine de lin............ 120 gram.

Ajoutez ensuite l'oseille réduite en pulpe et

Onguent basilicum....... 30 gram.

Sinapisme.

Pr. Farine de moutarde...... 45 gram.
Eau tiède............... q. s.

Mêlez.

ÉPITHÈMES ET SACHETS.

Epithème Calmant.

Pr. Epithème de thériaque ... N° 2. (1)
Saupoudrez avec :
Chlorhydrate de morphine. 20 centigr.

Sachet Résolutif.

Pr. Iodure de potassium ..... 10 gram.
Chlorhydrate d'ammoniaque 80 gram.
Pulvérisez séparément et mêlez.

(1) Pour la dimension des Epithèmes, voir les proportions indiquées au chapitre des Emplâtres.

POUDRES.

Poudre Sternutatoire.

Pr.	Gingembre pulvérisé..	aa part. ég.
	Résine de gayac pulvérisée.............	
	Racine de pyrèthre pulvérisée...........	

Mêlez.

Poudre Tempérante.

Pr. Camphre................ 1 partie.
Amidon................ 6 parties.

Mêlez.

Collyre Sec, dit Poudre de Dupuytren.

Pr.	Tutie...............	aa part. ég.
	Calomel à la vapeur...	
	Sucre pulvérisé......	

Mêlez.

Poudre Dentifrice.

Pr.	Crème de tartre......	aa part. ég.
	Poudre de ratanhia ...	
	Charbon végétal......	

Porphyrisez.

Poudre Hémostatique.

Pr.	Alun pulvérisé	aa part. ég.
	Ratanhia pulvérisé....	

Mêlez.

EMPLATRES.

Dimensions des Emplâtres.

Emplâtre	N° 1.....	0m 05 sur	0m 06.
—	N° 2.....	0m 09 —	0m 11.
—	N° 3.....	0m 11 —	0m 13.
—	N° 4. ..	0m 18 —	0m 22.

Emplâtres irritants.

Emplâtre Rubéfiant.

Pr. Poix de Bourgogne....... 5 parties.
Emplâtre vésicatoire...... 1 partie.

Mêlez.

Emplâtre de Croton.

Prenez un Emplâtre de poix de Bourgogne simple; étendez à la surface l'huile de croton tiglium, à la dose de :

6 gouttes pour le N° 1.
12 gouttes pour le N° 2.
18 gouttes pour le N° 3.
24 gouttes pour le N° 4.

Emplâtre Stibié.

Saupoudrez l'Emplâtre de poix de Bourgogne simple avec

Tartre stibié... 0 gr. 25 pour le N° 1.

Tartre stibié... 0 gr. 50 pour le N° 2.
— ... 0 gr. 75 — N° 3.
— ... 1 gr. 50 — N° 4.

Emplâtre Vésicatoire.

(Formule de M. Prevel).

PR. Cire jaune........... } aa 60 gram.
Poix de Bourgogne... }
Térébenthine .... 15 gram.
Huile d'olives .... 45 gram.
Cantharides pulvérisées... 90 gram.

Cet Emplâtre s'étend en couche mince sur du sparadrap, et ne doit point être saupoudré avec les cantharides.

Sparadrap Agglutinatif.

PR. Emplâtre diapalme... ... 180 gram.
Diachylon gommé........ 60 gram.
Axonge............. } aa 22 gram.
Térébenthine de Venise }

Mêlez.

CÉRATS ET POMMADES.

Cérats Dessicatifs.

Cérat à la Céruse.

Pr. Cérat de Galien.......... 5 parties.
Céruse.................. 1 partie.

Mêlez.

Cérat au Précipité Blanc.

Pr. Précipité blanc.......... 1 gram.
Cérat.................. 15 gram.

Mêlez.

Cérats Calmants.

Cérat Opiacé.

Pr. Extrait thébaïque....... 50 centigr.
Cérat de Galien.......... 30 gram.

Mêlez.

Cérat Morphiné.

Pr. Chlorhydrate de morphine. 25 centigr.
Cérat de Galien.......... 15 gram.

Pommade Belladonnée N° 1.

Pr. Extrait de belladonne.... 1 partie.
Axonge................ 8 parties.
Mêlez.

Pommade Belladonnée N° 2.

Pr. Extrait de belladonne.... 1 partie.
Axonge...... .... 3 parties.
Mêlez.

Les autres extraits narcotiques, tels que ceux de jusquiame, datura, stramonium, ciguë, seront employés aux mêmes doses dans les Pommades.

Pommades Astringentes.

Cérat au Tannin.

Pr. Tannin........ .... 1 gram.

Cérat . . . . 30 gram.

Mêlez.

Pommade au Ratanhia.

Pr. Extrait de ratanhia. . . . . . . 4 gram.

Axonge. . . . . 30 gram.

Pommades Résolutives et Fondantes.

Pommade Résolutive.

Pr. Sel ammoniac pulvérisé. . . 5 gram.

Onguent mercuriel. . . . . . . 30 gram.

Pommade à l'Iodure de Potassium.

Pr. Iodure de potassium . . . 1 partie.

Axonge . . . . 8 parties.

Mêlez.

Pommade à l'Iodure de Potassium ioduré.

Pr. Iode . . . . 1 partie.

Iodure de potassium. . . . . . 4 parties.

Axonge. . . . . 25 parties.

Mêlez.

Pommades Irritantes.

Cérat à l'huile de Croton.

Pr. Huile de croton tiglium... 3 parties.
Cire.................... 1 partie.

Pommade Stibiée.

Pr. Tartre stibié .... 1 partie.
Axonge................. 2 parties.

Pour avoir une Pommade plus active que les deux précédentes, on donne pour excipient au tartre stibié, au lieu d'axonge, une proportion égale de Pommade à l'huile de croton.

Pommades Épispastiques.

Pommade au Garou.

Pr. Graisse de porc .... 452 part.
Cire blanche............. 48 parties.
Ecorce sèche de garou.... 128 parties

Ajoutez, pour favoriser l'immersion du garou, quantité suffisante d'eau. F. S. L.

Pommade Epispastique.

Pr.	Cantharides grossièrement pulvérisées............	64 gram.
	Onguent populeum.......	875 gram.
	Cire jaune	25 gram.

Faites infuser pendant 24 heures, passez et colorez.

Pommades Antiophthalmiques.

Pommade au Sulfate de Zinc.

Pr.	Sulfate de zinc	25 centigr.
	Axonge	10 gram.

Mêlez.

Pommade à l'Acétate de Plomb.

Pr.	Acétate de plomb cristallisé	50 centigr.
	Axonge..................	10 gram.

Mêlez.

Pommade à l'Azotate d'Argent.

PR.	Azotate d'argent cristallisé	10 centigr.
	Cérat	10 gram.

Dissolvez dans eau quantité suffisante, et mêlez exactement au cérat.

Pommade Antiophthalmique Composée.

PR.	Précipité rouge.......	aa 5 centigr.
	Sulfate de cuivre.....	
	Camphre	
	Axonge..................	10 gram.

Nous n'avons pas introduit de médicaments narcotiques dans les formules précédentes, laissant au Médecin le soin de le faire à l'occasion.

Pommades Antipsoriques.

Pommade Soufrée.

(Formule du Codex de 1839).

PR.	Soufre lavé et sublimé....	1 partie.
	Axonge..................	3 parties.

Pommade au Sulfure de Chaux.

Pr. Sulfure de chaux........ ... 60 gram.
Huile .... q. s.
pour faire une Pommade liquide.

Pommades Antiherpétiques.

Pommade au Précipité Blanc.

Pr. Précipité blanc .... 1 gram.
Axonge.................. 15 gram.
Mêlez.

Pommade au Cyanure de Mercure.

Pr. Cyanure de mercure...... 50 centigr.
Axonge.................. 30 gram.

Pommade de Cyanure de Mercure et d'Aconit.

Ajoutez à la précédente 4 grammes d'extrait d'aconit napel.

Pommade à l'Iodure de Soufre.

Pr. Iodure de soufre......... 1 gram.

Axonge.................. 15 gram.

Mêlez.

Pommade au Goudron. (Emery).

Pr. Goudron.................. 1 partie.

Axonge.................. 3 parties.

Mêlez.

Pommade à la Suie. (Blaud).

Pr. Suie .... 1 partie.

Axonge.................. 4 parties.

Les formules applicables aux maladies de la peau sont sans doute beaucoup plus nombreuses ; mais elles sont, ou trop connues, ou trop variables pour trouver place ici. Les précédentes ont paru devoir suffire pour l'usage le plus ordinaire.

Pommades Antisyphilitiques.

Pommade de Proto-Iodure de Mercure. (Biett).

Pr. Proto-iodure de mercure.. 1 gram.

Axonge.................. 30 gram.

Mêlez.

Pommade de Deuto-Iodure de Mercure. (Biett).

Pr. Deuto-iodure de mercure.. 60 centigr.

Axonge purifiée.......... 30 gram.

Mêlez.

SUPPOSITOIRES.

Suppositoire Adoucissant.

Pr. Beurre de Cacao......... 3 parties.

Suif de mouton.......... 1 partie.

Mêlez.

Suppositoire Opiacé.

Introduisez mécaniquement dans le Suppositoire :

Extrait thébaïque........ 5 centigr.

Suppositoire à la Morphine.

Introduisez, comme pour le précédent :
Chlorhydrate de morphine. 2 centigr.

Suppositoire au Ratanhia.

Roulez le Suppositoire adoucissant dans la poudre d'extrait sec de ratanhia; enduisez d'huile au moment de l'introduction.

Suppositoire Aloëtique.

Préparez, comme le précédent, avec la poudre d'aloës.

Suppositoire Anthelmintique.

Pr. Poudre de semen-contra.. q. s.
Préparez comme les précédents.

FUMIGATIONS.

1° Fumigations Sèches.

Fumigation Balsamique.

Pr. Feuilles de sauge immergées dans la teinture de benjoin et desséchées à l'air libre.......................... q. s.

Fumigation Antisyphilitique.

Pr. Cinabre . ... 15 gram.
Extrait d'opium .... 2 gram.
Gomme arabique pulvérisée 15 gram.
Feuilles de sauge .... 125 gram.

Faites dissoudre séparément la gomme et l'opium dans 75 grammes d'eau, versez le soluté sur les feuilles, que vous mouillez exactement; ajoutez immédiatement le cinabre, et mêlez avec soin. Faites sécher.

2° Fumigations Humides.

Fumigation Emménagogue.

Pr. Feuilles de rue..... } aa 15 gram.
— de sabine... }
— d'absinthe.. }
Eau bouillante........... 2 litres.
Dirigez la vapeur vers les parties génitales.

BAINS.

Bain d'Amidon ou de Fécule.

Pr. Amidon ou fécule........ 500 gram.
Faites dissoudre dans eau bouillante 10 litres.
Ajoutez au Bain.

Bain Gélatineux.

Pr Gélatine................ 500 gram.

Eau chaude .... q. s.

Faites dissoudre à chaud et mélangez au Bain.

Bain Aromatique.

Pr. Espèces aromatiques...... 500 gram.
Eau bouillante............ 12 litres.

Faites infuser, passez et ajoutez à l'eau du Bain.

Les espèces aromatiques pour Bains se composent de menthe, sauge, lavande, hysope, romarin, marjolaine, origan, thym et serpolet.

Bain Savonneux.

Pr. Savon noir.............. 500 gram.

Dissolvez dans l'eau du Bain.

Bain Alcalin N° 1.

Pr. Sous-carbonate de soude.. 250 gram.

Dissolvez dans l'eau du Bain.

Bain Alcalin N° 2.

Pr. Sous-carbonate de soude.. 500 gram.

Dissolvez, etc.

Bain Salé.

Pr. Sel marin............... 2 kilogr.

Faites dissoudre et mêlez au Bain.

Bain Sulfureux. (1)

Pr. Sulfure liquide de potasse et de chaux..................... 500 gram.

Mêlez à l'eau du Bain.

Bain à la Suie.

Pr. Suie de bois............. 1 kilogr.

Faites bouillir dans eau quantité suffisante, passez et ajoutez à l'eau du Bain.

Bains Mercuriels ou Antisyphilitiques.

N° 1.

Pr. Bi-chlorure de mercure.... }
Chlorhydrate d'Ammoniaque } aa. 15 gr.

---

(1) *Sulfure liquide de Potasse et de Chaux.*

Pr.	Chaux..................................	1500 gram.
	Potasse	500 gram.
	Soufre sublimé..............................	2 kilogr.
	Eau	25 kilogr.

Faites bouillir et concentrez jusqu'à 18 degrés du pèse-sels.

Faites dissoudre dans eau..... q. s.
Mêlez à l'eau du Bain.

N° 2.

Pr. Bi-chlorure de mercure.... } aa. 30 gr.
Chlorhydrate d'Ammoniaque }
Même préparation.

Bains Locaux.

Pédiluve Calmant.

Pr. Feuilles de stramonium... 15 gram.
Faites bouillir dans eau quantité suffisante pour obtenir 2 litres de décoction, que vous laisserez sur les feuilles. (Névralgie plantaire).

Pédiluve Aromatique.

Pr. Espèces aromatiques ..... 60 gram.
Eau bouillante........... 10 litres.
Laissez infuser jusqu'à température convenable.

Pédiluves Sinapisés.

N° 1.

Pr. Farine de moutarde...... 60 gram.
Eau tiède................ 5 litres.

N° 2.

Pr.	Farine de moutarde......	125 gram.
	Eau tiède................	5 litres.

Pédiluve Chlorhydrique

Pr.	Acide chlorhydrique......	120 gram.
	Eau chaude..............	5 litres.

Bains de Vapeurs.

Bain de Vapeurs Aromatiques.

Pr.	Espèces aromatiques.....	200 gram.
	Eau bouillante...........	3 litres.

Faites infuser dans une bouilloire armée d'un couvercle hermétique et surmontée d'une douille propre à laisser échapper la vapeur dans l'appareil fumigatoire, auquel sera pratiqué un trou. La bouilloire sera placée sur un réchaud, pour entretenir l'évaporation.

Bain de Vapeurs Alcooliques.

Introduisez dans un appareil semblable :

Eau....................	2 litres.

Alcool à 35 degrés....... 125 gram.

Placez sur un feu doux.

Bain de Vapeurs Sulfureuses.

Pr. Fleurs de soufre........ 30 gram.

Faites vaporiser sur une plaque de fonte chauffée dans l'appareil fumigatoire de d'Arcet.

Bain de Vapeurs de Cinabre.

Pr. Cinabre................. 30 gram.

Administrez de la même manière que le Bain de vapeurs sulfureuses.

Douches.

Douche d'Eau Aromatique.

Dirigez avec un appareil convenable l'eau employée pour Bains aromatiques, à la température indiquée.

Douche Sulfureuse ou de Barèges.

Administrez comme la précédente l'eau d'un Bain de Barèges.

Douche d'Eau Salée.

Administrez *ut suprà* l'eau d'un Bain salé.

Douches de Vapeurs.

Employez pour les Douches de vapeurs d'eau aromatique, de vapeurs alcooliques, etc., les mêmes formules que pour les Bains de vapeurs, en vous servant d'un appareil convenable.

Vu pour être exécuté dans les Hôpitaux de Nantes

En Commission à Nantes, le 7 Février 1851.

LES ADMINISTRATEURS DES HOSPICES,

E. COLOMBEL, C.-G. MORICEAU, Th. BARRÉ, E. ALLARD, D. GAUTRET, LOROIS.

Table Analytique des Matières.

Pages

Pages

Table Alphabétique.

Pages

BIBLIOTHÈQUE NATIONALE R.F. IMPRIMÉS

Nantes, Imp. de VINCENT FOREST, place du Commerce.

www.ingramcontent.com/pod-product-compliance
Ingram Content Group UK Ltd.
Pitfield, Milton Keynes, MK11 3LW, UK
UKHW022111260726
13993UKWH00001B/449

9 782329 095226